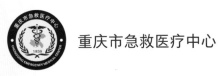

重庆市急救医疗中心 | 重庆市第四人民医院
重庆大学附属中心医院

公众急救手册图文版（二）

气道异物梗阻急救篇

FOREIGN BODY AIRWAY OBSTRUCTION

U0379419

顾　问　幸奠国　李志丹

主　编　马　渝　董　荔

副主编　王　玉　费夕丰　万云贤

编　委　张　颖　程　瑞　游荣莉　罗昌慧
　　　　　张　亮　周　礼

图片设计制作　程　瑞　何春林　游向果　兰　琳

视频制作　王　玉

重庆大学出版社

图书在版编目（CIP）数据

公众急救手册：图文版.二，气道异物梗阻急救篇 /
马渝，董荔主编. -- 重庆：重庆大学出版社，2023.6
ISBN 978-7-5689-3920-1

Ⅰ.①公… Ⅱ.①马…②董… Ⅲ.①急救—手册②
气管疾病—手册 Ⅳ.① R459.7-62 ② R562.1-62

中国国家版本馆 CIP 数据核字（2023）第 092801 号

公众急救手册图文版（二）
气道异物梗阻急救篇
GONGZHONG JIJIU SHOUCE TUWEN BAN (ER)
QIDAO YIWU GENGZU JIJIU PIAN

主　编：马　渝　董　荔
副主编：王　玉　费夕丰　万云贤
策划编辑：张羽欣

责任编辑：胡　斌　　版式设计：张　晗
责任校对：刘志刚　　责任印制：张　策

*

重庆大学出版社出版发行
出版人：饶帮华
社址：重庆市沙坪坝区大学城西路21号
邮编：401331
电话：（023）88617190　88617185（中小学）
传真：（023）88617186　88617166
网址：http://www.cqup.com.cn
邮箱：fxk@cqup.com.cn（营销中心）
全国新华书店经销
重庆愚人科技有限公司印刷

*

开本：889mm×1194mm　1/32　印张：0.875　字数：17千
2023年6月第1版　　2023年6月第1次印刷
ISBN 978-7-5689-3920-1　　定价：30.00元

目　录

第一部分
气道异物梗阻 / 1

第二部分
快速识别 / 3

第三部分
海姆立克急救法（成人） / 6

第四部分
海姆立克急救法（儿童） / 14

第五部分
气道异物梗阻急救法（婴儿） / 16

第六部分
注意事项 / 22

第一部分

气道异物梗阻

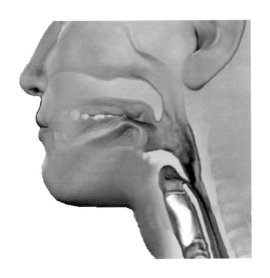

气道异物梗阻

　　当异物误入气道时，呼吸道发生堵塞，患者会出现呼吸困难、呛咳等症状，严重者会迅速出现窒息，如果未能及时排出异物，患者就会因缺氧而死亡。因此，如果发现有人出现气道异物梗阻，处理要快，迅速排出异物，解除梗阻才能保住生命。

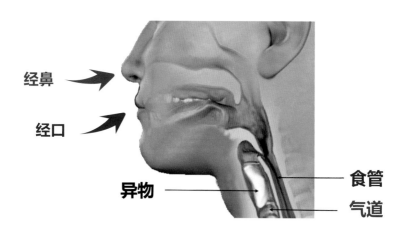

经鼻

经口

异物

食管

气道

第二部分

快速识别

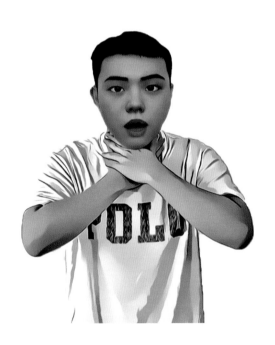

高危人群

婴幼儿：儿童吞咽功能发育不完善，是气道异物梗阻的高危人群，口含食物或玩具哭闹、嬉笑，都是常见的导致气道异物梗阻的原因。

老年人：老年人吞咽功能退化，尤其患有脑血管疾病或牙齿脱落的老年人，都是高危人群。

其他情况：进食过快、过猛，进食时说笑，醉酒呕吐等情况容易引发气道异物梗阻。

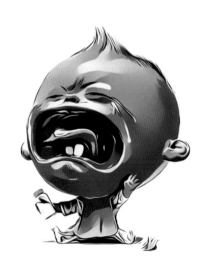

典型表现

婴幼儿：进食后不明原因无声哭闹。

成人：突然剧烈咳嗽，呼吸困难甚至不能发声，面色青紫，口唇发绀，双手本能掐住脖子。

如果患者可以呼吸、咳嗽，鼓励其继续咳嗽，排出异物。如出现上述气道异物梗阻典型表现，应立即进行急救。

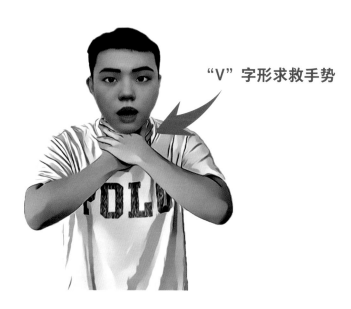

"V"字形求救手势

第三部分

海姆立克急救法
（成人）

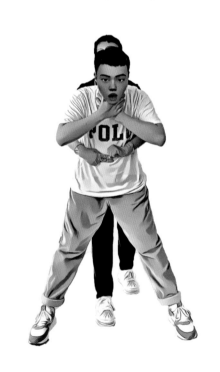

患者弯腰抬头且双腿分开，施救者弓箭步站在患者身后。

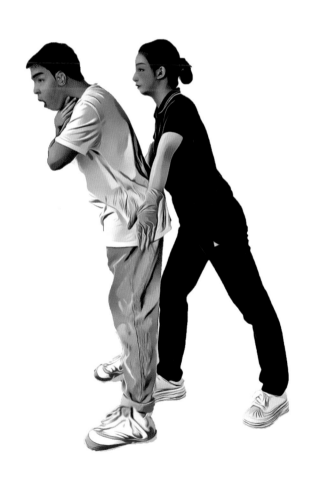

按"剪刀、石头、布"的顺序进行施救

施救者环腰抱住患者，食指和中指（"剪刀"）放于患者肚脐上缘。

②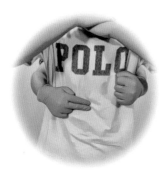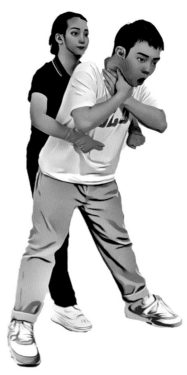

按"剪刀、石头、布"的顺序进行施救

施救者另一只手握拳（"石头"），放于两横指（"剪刀"）上方，拳眼向内。

③

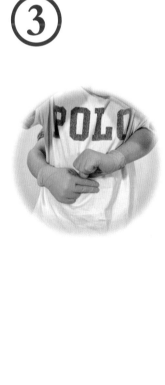

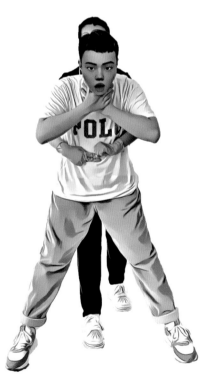

按"剪刀、石头、布"的顺序进行施救

　　施救者用手（"布"）包住拳头，向后、向上连续用力冲击，直到排出异物。如患者失去反应，应立即进行心肺复苏。

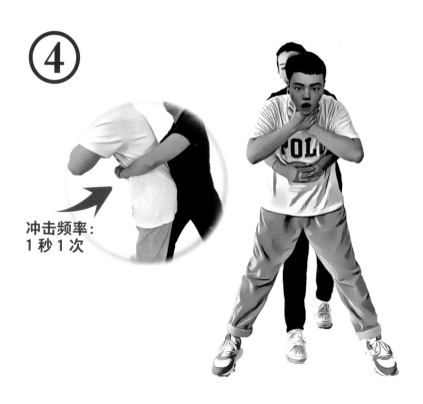

④

冲击频率：
1 秒 1 次

腹部冲击法（自救法）

方法一：

　　患者身体前倾分腿站立，一只手握拳，放于两横指上方，另一只手包住拳头，向后、向上进行冲击。

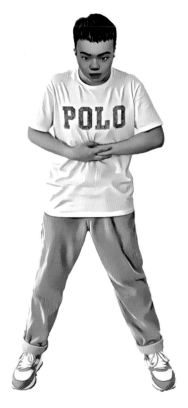

**向后、向上
进行冲击**

方法二：

患者将腹部肚脐和胸骨中间部位抵在坚硬圆滑的椅背或栏杆上，向后、向上进行冲击，直到异物排出。

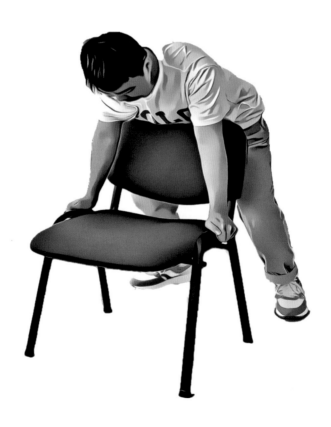

特殊人群胸部冲击法

如果患者是孕妇或肥胖者，急救时冲击胸骨下半段，使用胸部冲击法。

冲击胸骨下半段

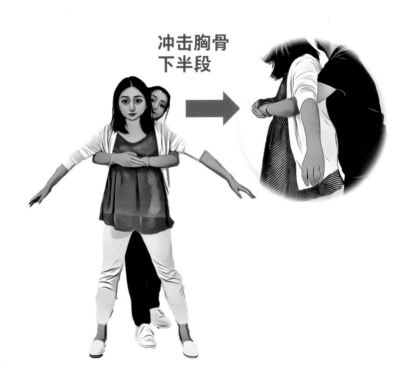

第四部分

海姆立克急救法
（儿童）

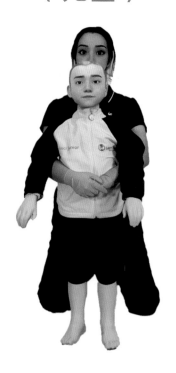

海姆立克急救法（儿童）

　　当儿童发生气道异物梗阻时，因身高限制，施救者可以蹲下或跪下进行施救。

　　操作方法同成人海姆立克急救法。

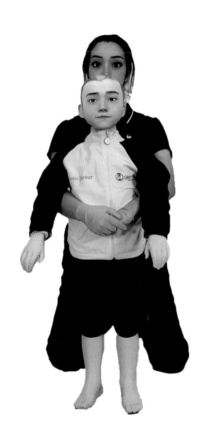

第五部分

气道异物梗阻急救法
（婴儿）

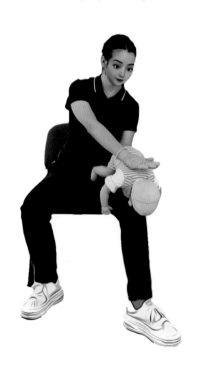

婴儿急救法

当 1 岁以内的婴儿发生气道异物梗阻时，施救者可以采取拍背和胸部快速冲击来解除气道异物梗阻。

施救者托住婴儿的头（露出口鼻），使其俯卧于前臂，将前臂置于大腿上，使婴儿面朝下，呈头低臀高的姿势；另一只手掌根部叩击婴儿肩胛之间，连续 5 次。

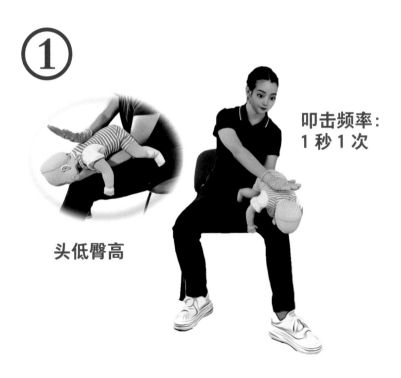

叩击频率：
1 秒 1 次

头低臀高

如异物未排出，施救者用两手臂安全地夹住婴儿，将婴儿翻转至另一条腿上。

②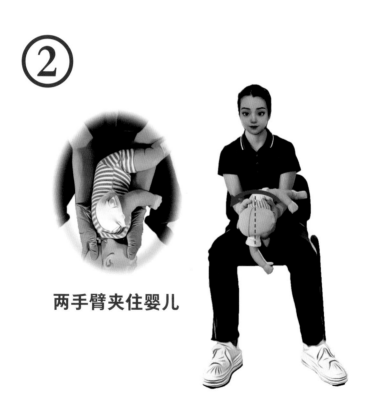

两手臂夹住婴儿

　　翻转后婴儿面部朝上，头低臀高；查看其口中有无异物，如有异物，立即用手指清除。

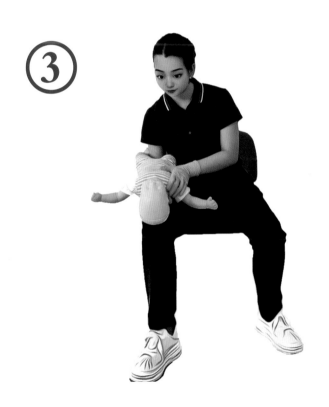

如未发现异物，施救者将食指和中指并拢，连续冲击患儿两乳头连线中点下方 5 次。冲击深度约胸廓前后径 1/3，冲击频率 1 秒 1 次，冲击时手指不要离开胸壁。

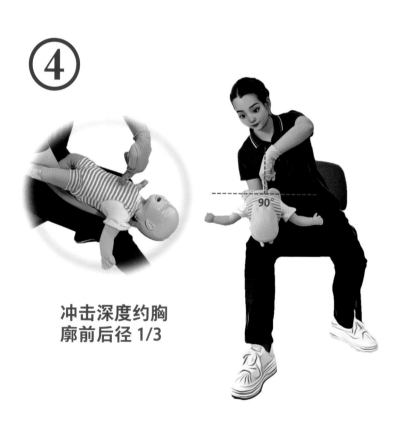

④

冲击深度约胸廓前后径 1/3

　　重复以上操作，交替进行背部叩击和胸部冲击，直到异物排出。

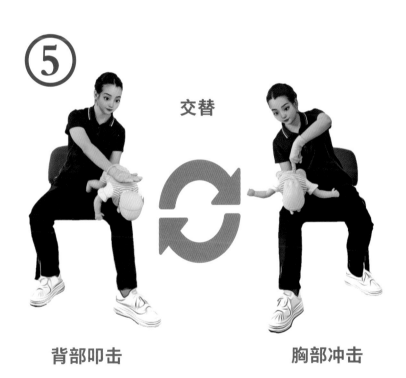

背部叩击　　　　　　　　　　　　　胸部冲击

第六部分

注意事项

急救过程中，如果异物一直没有排出，且患者（儿）失去反应，应立即进行心肺复苏。每次人工呼吸前检查口腔，如有异物，立即清除；如无异物，继续心肺复苏。

发生气道异物梗阻的成人、儿童、婴儿，经急救解除梗阻后，都需要前往医院就诊，检查身体情况。

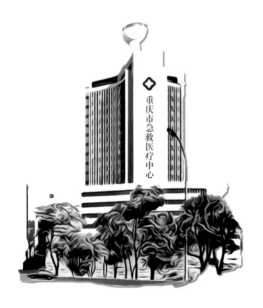

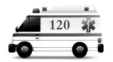

教学视频

　　扫描下方二维码，了解更多关于气道异物梗阻的急救知识。